PUBLICATIONS DU *JOURNAL DES CONNAISSANCES MÉDICALES*

CONTRIBUTION A L'ÉTUDE

DU

RHUMATISME BLENNORRHAGIQUE

PAR

H. LELOIR

Interne des hôpitaux
Licencié ès-sciences

PARIS
CHEZ Ve FRÉDÉRIC HENRY, LIBRAIRE-ÉDITEUR
13, RUE DE L'ÉCOLE-DE-MÉDECINE, 13

1878

PUBLICATIONS DU *JOURNAL DES CONNAISSANCES MÉDICALES*

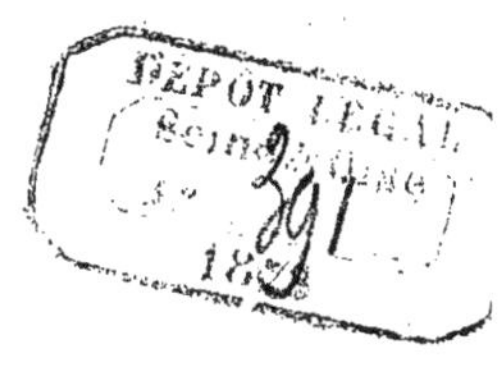

CONTRIBUTION A L'ÉTUDE

DU

RHUMATISME BLENNORRHAGIQUE

PAR

H. LELOIR

Interne des hôpitaux
Licencié ès - sciences

PARIS

CHEZ Ve FRÉDÉRIC HENRY, LIBRAIRE-ÉDITEUR

13, RUE DE L'ÉCOLE-DE-MÉDECINE, 13

—

1878

CONTRIBUTION A L'ÉTUDE

DU

RHUMATISME BLENNORRHAGIQUE

Il y a longtemps que les rapports de la blennorrhagie avec le rhumatisme ont été signalés par les auteurs. Baglivi, bien avant Selle, Swediaur (1781), Hunter (1786) avait noté les rapports de la gonorrhée avec la « goutte. » Ricord, dans une série de cliniques faites au Midi et publiées dans la *Gazette des hôpitaux* (1835 à 1853) trace du rhumatisme blennorrhagique un tableau remarquable, auquel on n'a guère eu à ajouter depuis. Déjà, ce grand praticien indiquait la difficulté, l'impossibilité presque à distinguer le rhumatisme blennorrhagique du rhumatisme ordinaire. « On s'est demandé, dit-il, si l'arthrite blennorrhagique avait quelques signes différentiels qui puissent la faire distinguer des autres espèces d'arthrite. Je ne sais si d'autres en ont trouvé, mais pour moi je dois dire que la seule raison que j'aie à invoquer pour admettre l'arthrite blennorrhagique, c'est celle-ci: que chez quelques individus, dès l'instant qu'ils contractent une blennorrhagie, immédiatement une ou plusieurs articulations se prennent sans qu'ils aient éprouvé la moindre douleur articulaire avant leur blennorrhagie ou dans l'intervalle d'une blennorrhagie à l'autre. » Et plus loin : « On ne trouve vraiment de différence qu'en raison de la cause. Ni le siége, ni la marche, ni les symptômes ne peuvent suffire pour remonter à cette cause, et si l'on peut trouver quelque chose de spécial, on le trouve dans la coïncidence de la blennorrhagie et de l'arthropathie. Du reste, il est impossible de faire le diagnostic de l'arthrite blennorrhagique et de l'arthrite rhumatismale. » Vers la même époque parurent les travaux de Cooper, ceux de Bonnet (1845), de Boyer, qui signalent également la difficulté de diagnostiquer l'arthrite blennorrhagique. Puis vinrent la thèse de Halgrin (1846), le considérable travail de Brandes (Archives de médecine, 1854). Ici un fait doit être signalé, c'est l'embarras qu'éprouve l'auteur à expliquer comment « on voit des malades affectés d'abord de rhumatisme blennorrhagique, subir, à diverses reprises, des rechutes de douleurs articulaires, sans qu'une blennorrhagie aiguë semble s'être produite. » Citons encore Jules Cloquet, qui considère les arthrites de la hanche comme plus fréquentes chez la femme, le mémoire de Ravel (Art médical 1857), la note d'Hervieux (*Gazette médicale*, 1858), où commence à poindre l'analogie du rhumatisme blennorrhagique avec le rhumatisme ordinaire, Rollet (*Recherches sur la syphilis*), qui distingue surtout le rhumatisme blennorrhagique par l'existence de l'ophthalmie, Sordet (*Thèses de Paris*, 1857), Diday (*Gazette hebdomadaire*, 1860), Cullerier (*Précis iconographique des maladies vénériennes*, 1861), René (*Thèses de Strasbourg*, 1863), Grisolle.

Jusqu'en 1866, on s'était surtout borné à

montrer l'existence du rhumatisme blennorrhagique, à en décrire les symptômes, les caractères, la marche ; on n'avait que peu discuté sur sa nature, son étiologie, ses rapports avec le rhumatisme ordinaire, on se bornait surtout à en constater l'existence.

Toutefois, dès 1817, Selle, Swediaur, puis Cullerier, Lagneau, émettaient la théorie de la métastase qui, d'ailleurs, est complétement rejetée aujourd'hui.

En 1856, le professeur Thiry, de Bruxelles (*Presse médicale belge*) niait l'existence du rhumatisme blennorrhagique et considérait l'affection articulaire comme coïncidant simplement avec la blennorrhagie. Juaren (1854) avait déjà émis cette opinion qui paraîtrait encore admise par le professeur Lefort (*Communication orale*).

Les observations de rhumatisme apparaissant à chaque nouvelle atteinte de blennorrhagie, suffiraient pour montrer la non-valeur de cette théorie qui, d'ailleurs semble complètement abandonnée.

En 1866, paraît dans le *Dictionnaire de médecine et de chirurgie pratiques* le remarquable article de M. Fournier, qu'il fit suivre, en 1869, d'un notable travail dans les archives de dermatologie et de syphilographie. Pour lui, le rhumatisme blennorrhagique est véritablement spécifique, il en fait un rhumatisme uréthral, à formes nettes, définies, et différant complétement du rhumatisme ordinaire.

Tixier, élève de Lorain et de Cazalis (Thèse, 1866), croit à l'existence d'une diathèse blennorrhagique, qu'il compare volontiers à la syphylis et qui pourrait atteindre non-seulement les articulations, mais encore tous les viscères, toute l'économie, en un mot. Il fait rentrer sa diathèse blennorrhagique dans l'état génital de Lorain, dont nous parlerons bientôt.

Déjà Bouillaud, dans plusieurs cliniques faites à la Charité, en 1867-68, comme nous le disait M. Cornil, niait la spécificité du rhumatisme blennorrhagique et le rapprochait complétement du rhumatisme subaigu, dont il a tracé un si magnifique tableau.

Telles étaient les théories en présence, telles étaient les opinions émises sur la pathogénie du rhumatisme blennorrhagique, quand en 1866, M. le professeur Peter souleva, à la Société médicale des hôpitaux, une discussion qui, depuis lors, est devenue classique et à laquelle MM. Fournier, Féréol, Hervieux, Pidoux, Lorain, Guénau de Mussy prirent une part des plus brillantes. Cette discussion eut pour résultat d'augmenter le nombre des opinions sur la pathogénie du rhumatisme blennorrhagique, de les définir plus nettement ; mais elle eut aussi, pour le rhumatisme blennorrhagique, des conséquences graves.

La savante argumentation de M. le professeur Peter, les affirmations de M. Guenau de Mussy, et peut-être surtout l'englobement, la disparition, si nous osons parler ainsi) du rhumatisme blennorrhagique dans le groupe si vaste du rhumatisme génital de M. Lorain, auquel M. Charcot prêta son puissant appui, dépossédèrent le rhumatisme blennorrhagique de sa spécificité et lui portèrent une grave atteinte.

Il se rapprocha ainsi des rhumatismes secondaires, l'état génital n'agissant, pour le produire, qu'à la manière des différents états pathologiques, scarlatine, dysenterie, érysipèle, traumatisme, etc.

Aussi, M. Hervieux fit-il remarquer avec raison « qu'il ne comprenait plus la nécessité de créer un rhumatisme génital. Autrement, il faudrait créer aussi un rhumatisme érysipélateux, un rhumatisme dysentérique, un rhumatisme angineux, etc. Je suis, je l'avoue, quelque peu effrayé par cette avalanche de rhumatismes. On n'en aurait jamais tant vu. »

M. Peter s'empara habilement de l'état génital de M. Lorain, il le rapprocha des rhumatismes secondaires, aux différents états pathologiques, pour le déposséder de sa spécificité, pour montrer que l'état génital, comme la scarlatine, le traumatisme, etc., n'ont fait que réveiller la diathèse rhumatismale en puissance, que ces différents états pathologiques n'ont pas été des causes créatrices, mais des causes occasionnelles, qu'ils n'ont pas créé de toutes pièces un rhumatisme génital, scarlatineux, etc., mais ont fait simplement apparaître la diathèse rhumatismale qui n'attendait que cette occasion. Il ne trouve pas qu'il soit plus étrange de dire que la blennorrhagie, l'état génital, la scarlatine causent le rhumatisme que de dire que le froid la détermine. Telle est l'opinion de M. Peter, à laquelle M. G. de Mussy apporta l'appui de sa grande expérience, opinion qui paraît admise, sauf quelques réserves, toutefois, par M. Charcot.

M. Mauriac (des synovites tendineuses symptomatiques de la blennorrhagie et de la syphilis (*Gazette des Hôpitaux*, 1857) se joint à cette opinion en citant le cas d'une uréthrite purulente provoquée, par des injections irritantes, qui « n'en a pas moins suffi pour produire, à distance, des synovites tendineuses qu'on doit englober dans les expressions symptomatiques si multiples de ce qu'on appelle le rhumatisme blennorrhagique, lequel semble bien n'être que le résultat d'une prédisposition rhumatismale ou goutteuse, excitée et mise en activité par une irritation de l'urèthre, virulente ou simplement inflammatoire. » M. Besnier, dans son remarquable article du *Dictionnaire encyclopédique des sciences médicales* fournit de puissants arguments en faveur de cette opinion, que M. Cornil admet et admettait déjà, alors qu'il était chef de clinique de Bouillaud, dont il ne faisait que suivre, d'ailleurs, l'opinion.

De nombreuses thèses parurent dès lors dans ce sens. Parmi elles, nous citerons en première ligne, celle de Chevalier (1875), de Suquet (1868), de Robert (1868), d'Elicagaray (1873), de Dupouy (1875), qui, toutefois, s'en écarte sous quelques légers rapports.

L'opinion de Lorain est celle qui se rapproche le plus à différents points de vue de celle de M. Peter. Lui aussi refuse au rhumatisme blennorrhagique toute spécificité pour l'englober dans son rhumatisme génital auquel il accorde, en revanche, une véritable spécificité résultant de l'état génital dans lequel se trouve le sujet, sorte de diathèse passagère, qu'il compare volontiers à l'état scarlatineux. Les thèses de Thierry (1873), Tixier (1866), Vachée (1868), Diday (1873) défendent cette théorie.

Cette opinion de Lorain, vivement attaquée dans le cours de la discussion par M. Hervieux, est, en quelque sorte, intermédiaire entre celle de M. Peter et celle de M. Féréol, qui, dans une habile argumentation, défendit l'existence d'une véritable diathèse blennorrhagique acquise, différente de la diathèse rhumatismale, et qu'il rapproche volontiers de la syphilis.

La théorie si séduisante de M. le professeur Lasègue est toute récente. Adoptée par M. A. Guérin, défendue par les Anglais, sir Paget, Holmes, Barwell, par Maymou (1875), Diday (1873), et récemment par Talamon dans son excellent article critique de la revue mensuelle; elle fait, du rhumatisme blennorrhagique, une des formes du « rhumatisme pyogénique. »

Pour M. le professeur Lasègue, l'inflammation de la muqueuse uro-génitale qui constitue l'état génital de Lorain n'est pas seule apte à provoquer le rhumatisme. Toute suppuration, soit de l'appareil génito-urinaire, soit de l'intestin (dysenterie), soit des bronches (dilatation bronchique), la suppuration dans la variole, la scarlatine, etc., pourront produire un rhumatisme, véritable rhumatisme pyohémique dû à une infection purulente chronique. Mais, ici encore, M. Peter pourra répondre que ce n'est pas la suppuration locale qui crée le rhumatisme, mais que cette suppuration n'agit qu'en réveillant une diathèse préexistante, comme un simple traumatisme, une débilitation quelconque de l'organisme, le froid, etc.

MM. Simonet et Maisonneuve admettent une théorie remarquable par son originalité. Ils pensent que la muqueuse uréthrale altérée absorbe lentement l'urine et que les phénomènes rhumatismaux dans le cours de la blennorrhagie résultent d'une sorte d'urémie chronique.

M. Pidoux croit que la blennorrhagie crée chez l'individu un état lymphatico-strumeux tout spécial, indépendant des diathèses antérieures, véritable diathèse passagère occasionnant les phénomènes rhumatico-lymphatiques.

Dans une remarquable argumentation, M. Fournier distingue complétement le rhumatisme blennorrhagique du rhumatisme vulgaire, il en fait un type spécial dû uniquement à l'irritation uréthrale, il en fait un pur phénomène réflexe. C'est l'opinion défendue par Rollet, pourvu que l'on remplace le mot action réflexe par le mot sympathie. M. Peter attaque avec vigueur cette théorie : « Chaque theorie embarrassée, dit-il, se tire de gêne par une invocation à l'action réflexe, — dire action réflexe, c'est au fond ne rien dire ou plutôt c'est faire une véritable tautologie, c'est, en réalité, imiter le langage populaire et dire un peu plus prétentieusement la maladie s'est portée sur les jointures. — Je ne sais rien de plus mystérieux que cette maladie de l'urèthre, laquelle, dans la théorie de M. Fournier n'est qu'une affection toute locale et qui se porte tantôt sur les jointures et tantôt sur l'œil...»

En résumé, la question peut se réduire à ceci :

Existe-t-il un rhumatisme blennorrhagique à caractères spéciaux, caractéristiques, différant par son étiologie, sa marche, ses symptômes, etc., du rhumatisme vulgaire, est-ce un rhumatisme vraiment spécifique comme le pense M. Fournier et indépendant de toute diathèse antérieure ?

Ou bien, existe-t-il, une diathèse antérieure à la blennorrhagie et prédisposant aux affections articulaires, la blennorrhagie, en un mot, n'agit-elle qu'en réveillant la diathèse ?

Telle est l'opinion de MM. Peter et Guéneau de Mussy.

Quels sont donc les caractères qui permettent de distinguer le rhumatisme blennorrhagique du rhumatisme ordinaire ?

Pour M. Fournier, l'*étiologie* du rhumatisme blennorrhagique diffère complétement de celle du rhumatisme ordinaire. La seule et unique cause pour lui, c'est l'état de l'urèthre ; le froid, les diathèses antérieures, n'ont aucune action. Les accidents rhumatismaux manqueraient le plus souvent, car, sur 52 observations recueillies par lui, on ne trouvait d'antécédents rhumatismaux que dans trois d'entre elles.

Aussi, comme le dit spirituellement M. Besnier, « 49 sujets rhumatisants blennorrhagiques, sans antécédents rhumatismaux, me semblent difficile à admettre sans arriver à la conclusion, que le plus sûr moyen, pour un blennorrhagique, de ne pas avoir d'accidents rhumatismaux est d'être rhumatisant. » D'ailleurs, l'opinion de M. Peter, celle de M. G. de Mussy. « Je puis affirmer que la plupart des individus que j'ai examinés au point de vue des antécédenls offraient des antécédents rhumatismaux, soit chez eux, soit chez leurs ascendants », viennent combattre cette opinion exclusive attaquée aussi récemment par M. Besnier. Lagneau et Devergie avaient, d'ailleurs, déjà remarqué qu'en général les accidents rhumatismaux n'arrivent que « chez les sujets qui ont déjà souffert antérieurement de rhumatisme et dont le système fibreux est soumis aux impressions du froid humide, aux fatigues, etc.

Robert (1868), Chevalier (1875) défendent cette opinion. Il faut noter de plus que, très-souvent les sujets atteints de rhumatisme blennorrhagique sont lymphatiques (Elicagaray, Etchanoff, Vœlker, Maymou, etc.)

Aussi, ce lymphatisme, si fréquent et coïncidant si souvent avec le rhumatisme, (car le rhumatisme et le lymphatisme ne s'excluent pas, bien au contraire, dit M. Peter), contribue-t-il pour beaucoup à donner au rhumatisme ses caractères fixes, tenaces, et apyrétiques.

L'influence du froid ne paraît pas non plus aussi nulle que le prétend M. Fournier.

M. Besnier prétend, au contraire, que cette influence se fait assez souvent sentir, même chez les blennorrhagiques qui restent à domicile. D'ailleurs, elle avait déjà été signalée par Ricord, Lagneau, Roche, Martin Solon, Baumès, puis par Vœlker, qui y insiste tout particulièrement, par Robert, Elicagaray.

Notons encore que ce rhumatisme est plus fréquent dans les climats où l'est aussi le rhumatisme ordinaire, c'est-à-dire dans les climats froids.

Presque inconnu en Italie (Vœlker), il en est de même aux Antilles (M. Besnier).

Par contre, d'après les statistiques des auteurs anglais, il est beaucoup plus fréquent dans cette contrée froide et brumeuse qu'en France.

Robert et Vœlker insistent encore particulièrement sur l'excessive rareté du rhumatisme blennorrhagique pendant la saison chaude.

Les *symptômes et la marche* du rhumatisme blennorrhagique sont-ils aussi tranchés, aussi spéciaux, aussi distincts de ceux du rhumatisme vulgaire que le prétend M. Fournier? Telle n'est pas l'opinion des partisans de M. Peter.

La première forme de rhumatisme blennorrhagique décrite fut la forme mono-articulaire, présentant une singulière prédilection pour le genou. C'est la gonocèle de Swediaur. Puis le rhumatisme blennorrhagique longtemps considéré comme mono-articulaire, devint bientôt poly-articulaire, la forme mono-articulaire (seule caractéristique pour Foucart) devenant l'exception.

Bientôt, l'on reconnut que ce rhumatisme pouvait, dans certains cas, devenir aigu et généralisé; plusieurs observations confirment le fait; M. Besnier l'admet complétement, malgré l'opinion de M. Fournier qui considère ces cas comme de simples coïncidences, faisant ainsi, comme dit M. Besnier, une pétition de principes absolue en faveur de sa théorie.

Enfin, l'on vit ce rhumatisme d'abord considéré comme mono-articulaire, frapper tous les tissus de l'économie, non-seulement les articulations, mais les synoviales endineuses, les muscles, le périoste, les nerfs, les séreuses splanchniques (péricarde, endocarde, plèvre?) l'œil, la peau, etc., en un mot, tous les tissus qu'atteint le rhumatisme ordinaire. M. Fournier lui-même insiste sur la multiplicité des formes du rhumatisme blennorrhagique qui devient « une maladie, je ne dirai pas généralisée, mais aussi multiple et plus variée même comme expressions morbides que ne l'est jamais le rhumatisme simple. »

L'on voit donc toutes les manifestations rhumatismales, depuis les plus légères jusqu'aux complications viscérales les plus graves, survenir à la suite d'une blennorrhagie.

Quant à la terminaison elle est la même, résolution, ankylose, rhumatisme noueux, suppuration même?

Que reste-t-il donc de spécifique au rhumatisme blennorrhagique?

« Tant qu'on s'est borné, dit M. Peter, à décrire comme rhumatisme blennorrhagique un rhumatisme apyrétique, uni-articulaire, on a pu croire que ce rhumatisme avait quelque chose de spécifique. Mais, lorsque contraint par les faits, on a été obligé de dire qu'il pouvait se généraliser, bien plus, frapper les séreuses viscérales, on s'est évertué à trouver encore à ce rhumatisme quelque chose de spécial; on a dit, par exemple, qu'alors il était plus fixe, moins fébrile.

Je m'étonne qu'on n'ait pas été jusqu'à dire que l'endocardite et la péricardite présentaient, dans ce cas, des allures spéciales et que l'on mourait aussi d'une façon spécifique. »

Il y a d'ailleurs longtemps que l'on a reconnu la difficulté du diagnostic des formes les plus spécifiques du rhumatisme blennorrhagique. Bonnet disait de l'arthrite blennorrhagique qu'on pouvait l'avoir longtemps sous les yeux sans soupçonner la cause spéciale qui lui a donné naissance. Boyer était de cet avis. Pour Brandes, le principal ca ractère du rhumatisme blennorrhagique est sa répétition à la suite de chaque blennorrhagie, hors de là, dit-il, nous ne trouvons que des caractères peu tranchés qui permettraient de douter de l'existence d'un rhumatisme spécial.

Nous avons déjà cité l'opinion de Ricord : « Il est impossible de faire le diagnostic de l'arthrite blennorrhagique et de l'arthrite rhumatismale. »

« On ne peut nier, dit Lorain, qu'il existe des accidents à forme rhumatismale qui surviennent spontanément et qui sont en tout comparables à ceux que fait naître la blennorrhagie. Je parle ici de ce rhumatisme, bâtard, subaigu, lent, peu intense, borné à quelques jointures privilégiées, quelquefois à une seule, et qui se caractérise plutôt par une hydarthrose, par une arthrite, que par une diathèse en acte, généralisée et fébrile... Je demanderai en quoi ces faits diffèrent du rhumatisme blennorrhagique ? Est-ce par leur marche? Non, elle est lente. Est-ce par leur siége ? Il y a une sorte d'élection apparente. Est-ce par leur terminaison ? Non, il y a des ankyloses à leur suite comme il y en a à la suite du rhumatisme blennorrhagique. »

On a voulu faire de l'ophthalmie un caractère spécifique du rhumatisme blennorrhagique. Le professeur Peter répond qu'elle existe aussi dans le rhumatisme ordinaire.

L'on a dit que, dans le rhumatisme blennorrhagique, la fièvre était presque nulle, le sang non couenneux, les urines non chargées d'urates, qu'il n'y avait pas de sueurs, que les complications cardiaques étaient rares, l'affection moins mobile que dans le rhumatisme ordinaire. L'observation est juste si l'on compare le rhumatisme blennorrhagique au rhumatisme articulaire aigu, mais si on le compare, au contraire, au rhumatisme subaigu, si magistralement décrit par Bouillaud, quelles différences trouvera-t-on ? « Si, dit Bouillaud, le nombre des articulations malades est peu considérable , si les articulations sont petites, comme dans le rhumatisme goutteux, la réaction fébrile est nulle ou presque nulle, à moins de complications... Toutes choses égales d'ailleurs, le rhumatisme articulaire partiel est plus opiniâtre, plus fixe, plus tenace, plus rebelle que le rhumatisme articulaire aigu, la rougeur, la chaleur de la peau sont nulles, ou du moins très-peu prononcées, la tuméfaction ne manque jamais... Il semble que l'un frappe en surface et l'autre en profondeur... Quand les articulations ont subi les graves altérations anatomiques, dont nous avons parlé, leurs mouvements deviennent de plus en plus bornés et finissent par devenir nuls. La coïncidence d'un grave rhumatisme interne, d'une affection rhumatismale du cœur en particulier, avec le rhumatisme articulaire partiel est excessivement rare. »

Quel meilleur tableau du rhumatisme blennorrhagique pourrait-on tracer, que celui qu'a tracé Bouillaud du rhumatisme subaigu ?

Comme le pense M. Vulpian, l'important est de comparer le rhumatisme blennorrhagique à ce rhumatisme subaigu, fixe, torpide, que l'on rencontre souvent et le plus souvent chez les lymphatiques. L'on verra alors que presque toujours ce rhumatisme subaigu ne diffère pas comme symptômes, marche et terminaison du rhumatisme blennorrhagique, qu'il présente tous les mêmes caractères que lui, sauf un, la coexistence de la blennorrhagie.

C'est dans ce sens que M. Vulpian nous a conseillé de faire ce travail, la richesse en observations de rhumatisme, tant blennorrhagique que subaigu dans son service, pendant l'année 1877, lui en ayant suggéré l'idée.

Nous diviserons nos observations en deux groupes, le premier comprenant nos observations de rhumatisme blennorrhagique, le deuxième les observations de rhumatisme subaigu.

Nous ferons remarquer que toutes ces observations ont été prises sans idée préconçue, car, quand nous les recueillîmes, nous ne pensions pas à les publier; que de plus, elles ont toutes été vérifiées au lit du malade par M. Vulpian, comme il est d'usage, d'ailleurs, pour toutes les observations recueillies dans son service.

Observation I (personnelle). — *Quatre blennorrhagies. — Quatre attaques de rhumatisme dont deux ne coexistent nullement avec les blennorrhagies.*

B. de X..., employé de préfecture, âgé de 26 ans, entre à la Charité, salle Saint-Jean-de-Dieu, le 1er mars 1877. Bien portant dans son jeune âge, il dit avoir eu une scarlatine vers l'âge de 9 ans, il était sujet aux torticolis et ressentait, de temps en temps, des douleurs dans les jointures.

A 16 ans, il contracta une *première bennorrhagie* violente, qui dura plusieurs semaines, mais qui guérit complétement, sans le moindre phénomène rhumatismal.

A 17 ans et demi, il s'engagea dans les spahis et fut atteint en Afrique de fièvres intermittentes qui durèrent un an.

Première attaque. — Pendant son métier de soldat, il contracta à 18 ans et demi une *deuxième blennorrhagie* légère, et un mois après son début, il fut pris de douleurs vives dans les gros orteils, au niveau des articulations métatarso-phalangiennes, douleurs qui suivaient le trajet de l'extenseur. En même temps il ressentit de vives douleurs au niveau des attaches des tendons d'Achille et sous les talons. Bientôt il fut pris de douleurs dans les genoux, le genou gauche fut plus atteint que le droit, et le médecin de l'hôpital militaire, où il fut soigné un mois, y constata une hydarthrose. En même temps il fut pris de vives douleurs le long du sciatique droit, depuis le pli fessier jusqu'au mollet. De plus, il ressentait des douleurs dans les aines, surtout à droite. Il quitta l'hôpital au bout de quatre mois, complétement guéri de sa sciatique et de son hydarthrose, mais ressentant de temps à autre des douleurs dans les pieds, au niveau des points frappés primitivement.

A 20 ans, *troisième blennorrhagie*, d'ailleurs légère, suivie au bout de huit jours d'une orchite, qui dura plusieurs semaines. De temps en temps, il ressentait des douleurs dans les reins, au niveau de l'omoplate droite, dans le cou.

Deuxième attaque. — A 22 ans et demi, toute trace d'écoulement ayant complétement disparu depuis deux ans et demi (le malade très-intelligent s'examinait scrupuleusement), il fit la traversée de la Méditerranée pour rentrer en France, eut froid pendant la traversée, et à son arrivé à Marseille fut pris de douleurs vives au niveau des deux plis fessiers, douleurs qui ne tardèrent pas à s'étendre le long du trajet des deux sciatiques. Les douleurs du sciatique gauche cessèrent bientôt, celles du droit persistèrent et le tinrent quatre mois au lit. Au bout de ce temps il était complétement guéri.

Troisième attaque. — A 24 ans et demi environ, sans trace de blennorrhagie, il fut atteint à l'œil droit d'une ophthalmie rhumatismale (diagnostic du docteur Worms). Il ressentait de vives douleurs dans l'œil droit, douleurs s'irradiant vers les tempes, injection de l'œil, photophobie, larmoiement. Il perdit complétement la vue de ce côté pendant deux semaines.

Guéri au bout de ce temps, il fut pris de douleurs intenses au niveau du tendon d'Achille et sous le talon, à gauche. Entré pour quinze jours chez M. Gosselin, celui-ci diagnostiqua une ostéo-périostite de nature rhumatismale.

Il quitta la Charité à peu près guéri, mais ressentait néanmoins de temps en temps des douleurs au niveau du talon gauche et vit ses orteils se déformer.

Quatrième attaque. — Enfin, il y a environ six mois, il contracta une *quatrième blennorrhagie*, légère d'ailleurs. Huit jours après, il vit les parties atteintes lors de sa première attaque, se prendre de nouveau.

Les orteils devinrent excessivement douloureux, surtout au niveau des articulations métatarso-phalangiennes à la face plantaire de ces articulations. Ces douleurs s'étendaient aussi le long des tendons des extenseurs des gros orteils.

Les talons deviennent très-douloureux, et à l'attache du tendon d'Achille et à leur face plantaire. Toutes ces parties étaient gonflées et légèrement rosées.

Les genoux devinrent douloureux, de même l'aine à droite. De nouvelles douleurs le long du trajet du sciatique droit jusqu'au milieu de la cuisse.

On lui prescrivit du salicylate de soude et de la poudre de Dower.

Ces douleurs persistèrent ; depuis cette époque, il fut pris de lumbago, de torticolis très-douloureux. Rien à noter comme antécédents héréditaires, pas de syphilis.

Etat actuel. — Homme grand, amaigri, un peu pâle. Sa peau est couverte de moiteur surtout au niveau des membres inférieurs.

Les gros orteils sont le siége d'un gonflement rosé, douloureux au niveau des articulations métatarso-phalangiennes qui sont complétement déformées. L'extrémité supérieure de la phalange de chaque orteil est luxée en dedans sur la tête du métatarsien de telle sorte que l'orteil, dirigé en dehors et un peu en avant, recouvre presque complétement les trois premiers orteils. Les têtes articulaires sont tuméfiées et l'on perçoit de légers craquements dans lesdites articulations.

Douleurs et légère teinte rosée le long du trajet des extenseurs des orteils; douleur et légère tuméfaction au niveau des talons, à l'attache des tendons d'Achille et à leur face plantaire.

Douleurs vives dans l'articulation coxo-fémorale à droite.

Douleurs très-légères le long du sciatique droit à la cuisse.

Léger lumbago. Torticolis double très-douloureux affectant surtout les sterno-mastoïdiens.

Tous les viscères paraissent sains.

Sulfate de quinine, 1 gramme.

5 *mars.* — Diminution du torticolis. Douleurs vives dans l'articulation temporo-maxillaire gauche. Salicylate de soude, 6 grammes.

10 *mars.* — Légère amélioration.

19 *mars.* — Pas d'amélioration.

22 *mars.* — Il quitte l'hôpital dans le même état.

Le 12 mars 1878, j'ai rencontré le malade qui ne marche qu'avec peine en s'appuyant sur une canne. Les craquements au niveau des articulations métatarso-phalangiennes des gros orteils et la déformation ont augmenté.

Que remarquons-nous dans cette observation?

L'existence incontestable d'antécédents rhumatismaux personnels. L'apparition d'une première blennorrhagie intense, durant plusieurs semaines, sans trace néanmoins d'accidents rhumatismaux.

L'apparition, un an après, d'une deuxième blennorrhagie légère qui occasionne une première attaque de rhumatisme. Dès lors le malade chez lequel la diathèse rhumatismale était en puissance, devient manifestement rhumatisant.

Une troisième blennorrhagie produit des phénomènes rhumatismaux diffus.

Deux ans et demi après, toute trace d'écoulement ayant complétement disparu, le froid remplace la blennorrhagie comme cause occasionnelle et produit de nouveaux phénomènes rhumatismaux. Dès lors, la diathèse rhumatismale s'est emparée complétement du sujet et deux ans et demi après, toujours sans la moindre trace d'écoulement, il est atteint d'une ophthalmie rhumatismale présentant tous les caractères de l'ophthalmie dite du rhumatisme blennorrhagique. Que le malade ait eu à cette époque une blennorrhagie, l'on n'aurait pas manqué d'invoquer la « spécificité » de cette ophthalmie, considérée comme caractérisant le rhumatisme blennorrhagique. Puis l'on voit la diathèse se manifester par une périostite rhumatismale.

Enfin une quatrième blennorrhagie provoque des phénomènes rhumatismaux plus diffus pour lesquels il entre à l'hôpital.

Notons encore l'acheminement du malade vers le rhumatisme chronique.

Ainsi, une première blennorrhagie a suffi pour réveiller la diathèse rhumatismale, l'installer chez le malade et le mener au rhumatisme chronique.

Enfin, nous voyons que la règle de Brandes n'est pas absolue comme le disent cet auteur et le professeur Sée. Ne voyons-nous pas, en effet, ce sujet, atteint d'une première attaque de rhumatisme, sous l'influence d'une blennorrhagie, être atteint, longtemps après, de deux attaques de rhumatisme indépendant de toute blennorrhagie; puis, une dernière blennorrhagie, produire une dernière attaque de rhumatisme.

Cette observation peut se rapprocher des deux observations si importantes de Chevalier, dont nous aurons à parler dans nos conclusions générales.

Notons encore le peu d'influence du salicylate de soude.

OBSERVATION II (personnelle).

G. F..., entre le 15 février 1877, salle Saint-Jean-de-Dieu, à la Charité. Cet homme, âgé de 24 ans, est cuisinier, et assez exposé, dit-il, aux refroidissements. Il dit s'être toujours parfaitement porté.

Il y a quelques années il eut dans le dos une éruption qui persista assez longtemps et lui occasionna d'assez vives démangeaisons. Il était aussi pris parfois de douleurs lombaires. Un de ces lumbagos persista pendant trois mois, il y a quelques années. Pas d'antécédents syphilitiques ni alcooliques. Son père, bien portant, ressent toutefois, de temps à autre, de vagues douleurs dans les jointures.

Il y a un an et demi, il contracta une *première blennorrhagie*.

Pendant le cours de cette blennorrhagie il fut pris de douleurs vives au niveau de l'articulation métatarso-phalangienne du gros orteil droit avec léger gonflement de la partie atteinte. Bientôt le genou droit se gonfla et devint très-douloureux. Cette attaque lui fit garder le lit pendant un mois. Les douleurs du genou disparurent complétement, mais il n'en fut pas de même de celles du gros orteil, qui persistèrent longtemps.

Il y a un mois, il contracta une *deuxième blennorrhagie*, mais elle fut légère. Il y a huit jours, il fut pris de vives douleurs dans le gros orteil droit, puis au niveau du cou-de-pied droit avec léger gonflement et rougeur à ce niveau. Il y a trois jours il fut pris de vives douleurs au niveau de l'articulation métacarpo-phalangienne de l'annulaire droit qui bientôt se tuméfia et devint un peu rouge. En même temps, il ressentit des douleurs vives au niveau du talon gauche.

Etat actuel. — Homme vigoureux, gros, pâle, peau blanche, fine, couverte de moiteur et même sueurs assez abondantes la nuit. Le gros orteil droit est le siége d'un gonflement rosé, surtout au niveau de l'articulation métatarso-phalangienne. Douleur vive à la pression ou par les mouvements imprimés à l'article ; pas de craquements articulaires.

Gonflement rosé du dos du pied droit et du cou-de-pied suivant le trajet des extenseurs. Douleurs vives sous le talon gauche.

Gonflement rosé, douloureux, au niveau de l'articulation métacarpo-phalangienne de l'annulaire droit, s'étendant sur le dos de la main et suivant le trajet de l'extenseur.

Tous les autres organes paraissent sains. L'urine, chargée de mucus, ne contient ni albumine ni sucre.

16 *février*. — Salicylate de soude, 4 grammes.

18 *février*. — Les douleurs de la main augmentent.

22 *février*. — L'analyse des urines donne un précipité violet d'acide salicylique. Légère diminution des douleurs de la main. Salicylate de soude, 6 grammes.

27 *février*. — Douleurs au niveau du cou-de-pied gauche, du gros orteil et du talon à gauche.

10 *mars*. — Même état. Suppression du salicylate. Sulfate de quinine, 1 gramme.

13 *mars*. — Coryza, bronchite.

14 *mars*. — Eruption érythémateuse, constituée par un grand nombre de taches rouges, grandes comme des pièces de vingt centimes, disparaissant par la pression, très-légères démangeaisons. L'éruption a débuté par la poitrine, pour couvrir ensuite tout le tronc.

Sueurs, augmentation des douleurs articulaires.

19 *mars*. — L'éruption a complétement disparu, sans desquamation.

M. Vulpian la considère comme étant très-probablement un érythème rhumatismal. Le malade s'anémie de plus en plus. Salicylate de soude, 6 grammes, plus de sulfate de quinine.

6 *avril*. — Le malade quitte l'hôpital à peine soulagé, malgré la continuation persistante du salicylate de soude.

Le malade reprit ses occupations, les douleurs persistèrent, puis augmentèrent, et le 5 juillet 1877, il entra dans le service de M. le professeur Hardy, à la Charité, où nous pûmes constater que les articulations métatarso-phalangiennes des gros orteils se déformèrent peu à peu pour tendre à prendre l'aspect que nous avons décrit chez le sujet de notre première observation.

Malgré l'emploi persistant du salicylate de soude, il n'y eut pas d'amélioration marquée. Le 25 août nous le perdons de vue.

Cette observation présente à considérer:

Les antécédents arthritiques, presque incontestables, du malade, surtout au point de vue personnel. La possibilité de l'action du froid comme cause adjuvante dans le réveil de la diathèse. L'acheminement du malade vers le rhumatisme chronique, par suite d'une première blennorrhagie, qui réveille la diathèse rhumatismale latente.

L'éruption érythémateuse, coïncidant avec une recrudescence des phénomènes rhumatismaux.

L'influence, pour ainsi dire nulle, du salicylate de soude, malgré son emploi prolongé.

Observation III (personnelle).

A... J..., domestique, entre le 5 avril 1877, salle Sainte-Madeleine (Charité).

Cette malade, âgée de 22 ans, est réglée depuis l'âge de 11 ans, et l'est très-régulièrement. Dans son enfance elle eut des engorgements ganglionnaires au cou, mais sans terminaison par suppuration ; elle eut aussi dans sa première enfance, beaucoup de gourmes sur la figure et dans la tête. Depuis l'âge de 10 ans, elle est prise, très-fréquemment, de torticolis douloureux, durant environ une semaine, de lumbagos. Vers l'âge de 13 ans, son visage fut couvert d'une éruption de petits boutons rouges, occasionnant des démangeaisons, éruption qui se termina par desquamation. Il y a quatre mois de nombreuses plaques éruptives semblables se montrèrent sur les jambes. Elle est leucorrhéïque depuis longtemps.

Sa mère serait morte phthisique ; son père, sujet longtemps aux douleurs rhumatismales, avait de fréquents accès de palpitations et d'étouffement. Il serait mort œdématié.

Il y a trois semaines, à la suite d'un coït suspect, elle vit ses pertes blanches devenir plus jaunes, puis verdâtres et, en même temps, elle éprouva une vive ardeur en urinant. Quelques jours après, elle fut prise de douleurs et de roideur dans le cou. Ce torticolis disparut assez vite, mais deux jours après, elle fut prise de douleurs dans l'épaule droite, puis dans l'épaule gauche et le genou droit. En même temps, elle eut de la fièvre, des sueurs abondantes.

Etat actuel. — Femme d'apparence robuste, mais pâle, anémiée, quelques plaques d'eczéma sec sur les joues. La surface du corps est couverte d'une sueur assez abondante.

Douleurs très-vives dans les épaules, le genou droit, qui est le siége d'un gonflement notable et est légèrement rosé, comme les épaules, qui semblent un peu gonflées. Torticolis double dans les sterno-mastoïdiens.

Céphalalgie violente, palpitations, fièvre, sueurs, état saburral. constipation, inappétence, insomnie. L'urine, peu abondante, est foncée, très-acide, chargée de mucus et contient un dépôt assez abondant d'acide urique. Léger souffle à la pointe du cœur et au premier temps. Souffle au premier temps et à la base se propageant dans les vaisseaux du cou. Les parois du vagin sont rouges, enflammées, couvertes d'une grande quantité de muco-pus verdâtre. L'urèthre est rouge, enflammé.

15 *avril.* — Disparition de la douleur des épaules et du torticolis. Localisation de la douleur et de la tuméfaction au genou droit. Vésicatoire.

20 *avril.* — On immobilise l'article en plaçant le membre dans une gouttière ouatée. Plus de fièvre, de sueurs, ni de céphalalgie. Appétit. Diminution du liquide dans le genou.

15 *mai.* — Le tissu cellulaire périarticulaire est très-empâté, épaissi, dur. Le gonflement du genou est notable, mais plus de rougeur et à peine de liquide. L'article est très-douloureux et le moindre mouvement, comme la pression, surtout au niveau du ligament latéral interne, arrachent des cris à la malade.

26 *mai.* — Application profonde de pointes de feu, après avoir insensibilisé le genou au moyen d'un mélange réfrigérant (glace pilée et sel marin).

29 *mai.* — Amélioration notable. Nouvelle application de pointes de feu.

8 *juin.* — Le gonflement du genou a beaucoup diminué, mais l'empâtement persiste. Presque plus de douleurs, mais la flexion de la jambe sur la cuisse est impossible, et ces tentatives de flexion occasionnent de vives douleurs. Nouvelle application de pointes de feu.

Le 20, le 29 juin, nouvelles applications de pointes de feu. L'empâtement diminue beaucoup et il n'y a presque plus de douleur à la pression.

14 *juillet.* — La malade commence à fléchir légèrement la jambe sur la cuisse et à pouvoir marcher avec de grandes précautions.

5 *août.* — On la force à ployer la jambe le plus possible, et l'on ne peut dépasser un angle très-obtus. Quelques craquements pendant l'opération. Toujours un peu d'empâtement. L'état général est bon.

14 *août.* — Passage dans le service de M. Hardy. Même traitement.

10 *octobre.* — Rentrée dans le service de M. Vulpian. Pointes de feu.

23 *octobre.* — Chloroformisation. Rupture très-difficile des adhérences excessivement fortes et criant à la rupture. Flexion complète de la jambe sur la cuisse. Pointes de feu, gouttière ouatée.

27 *octobre.* — On rompt de nouveau les adhérences qui se sont reformées, pointes de feu. Et enfin, le 6 décembre, la malade quitte le

service, ne pouvant fléchir la jambe au-delà de l'angle droit.

Cette observation présente à noter :

Les antécédents arthritiques certains chez la malade et chez son père.

Le lymphatisme, qui a, certainement, dû jouer un grand rôle dans la chronicité de l'affection et sa tendance à la tumeur blanche.

La diffusion des phénomènes rhumatismaux pendant plus d'une semaine, au début de l'attaque, avec appareil fébrile, sueurs, etc., pouvant faire croire à un rhumatisme articulaire aigu ordinaire.

La localisation de la diathèse, sur le genou, la marche vers l'arthrite chronique, l'ankylose, si heureusement combattue par le traitement local énergique de M. Vulpian.

Observation IV (personnelle).

(Nous remercions M. Martineau des renseignements qu'il a bien voulu nous donner. Nous devons aussi remercier nos bons amis, internes du service, MM. Coudray et Hennequin, de leur obligeance).

M... L..., domestique, âgée de 16 ans, entre le 13 février 1878 à Lourcine, chez M. Martineau. D'extérieur assez vigoureux, mais anémiée et un peu lymphatique, elle fut couverte, vers l'âge de six ans, d'une éruption boutonneuse inconnue. Elle est très-sujette à des amygdalites très-douloureuses, et aurait eu quelques engorgements ganglionnaires au cou. Depuis l'âge de 12 ans, fréquents lumbagos et torticolis, vagues douleurs dans les épaules. Sa mère avait de fréquentes migraines.

Il y a huit jours, elle fut atteinte d'une violente vaginite et se mit à souffrir beaucoup en urinant. Il y a quatre jours, torticolis et douleurs dans l'épaule gauche. La nuit de son entrée à l'hôpital, elle est prise de vives douleurs dans le hanche droite. La cuisse est un peu dans la rotation en dehors, et la jambe légèrement fléchie sur la cuisse. La moindre pression au niveau de la tête du fémur, dans le pli de l'aine, ou en arrière, dans la région fessière, arrache des cris à la malade. Tout mouvement de l'article est impossible. Fièvre légère, peu de sueurs, insomnie, inappétence.

14 grammes de salicylate de soude en potion.

15 *février*. — Dans la nuit du 14 au 15, la malade est prise de très-vives douleurs dans le genou droit; pas de changement du côté de l'articulation coxo-fémorale. Le genou est le siége d'un assez notable gonflement, snrtout au niveau du cul-de-sac supérieur de la synoviale, où la pression est très-douloureuse, légère teinte rosée de l'article, dont tout mouvement est devenu impossible.

En découvrant la malade, nous constatons sur la poitrine, les épaules, le cou, la partie supérieure du ventre, une éruption assez confluente de taches rosées, non saillantes, un peu déchiquetées, disparaissant par la pression, et occasionnant une légère démangeaison. Sueurs, inappétence, insomnie; la vaginite persiste avec la même intensité. Salicylate, 15 grammes.

16 *février*. — Epanchement assez abondant dans le genou. L'éruption a un peu pâli. Quelques bourdonnements d'oreilles, nausées, céphalalgie. Salicylate, 10 grammes.

17 *février*. — Douleurs dans l'articulation tibio-tarsienne droite, avec léger gonflement, surtout en avant des malléoles. Douleurs très-vives à la pression, au niveau des ligaments latéraux.

La hanche et le genou présentent les mêmes phénomènes; l'épanchement du genou a augmenté. L'éruption a disparu sans desquamation. Salicylate, 10 grammes.

18 *février*. — Les douleurs et le gonflement de l'articulation tibio-tarsienne ont disparu. L'épanchement du genou augmente; douleurs au niveau de la patte d'oie. Bourdonnements d'oreilles, nausées. 6 grammes de salicylate.

19 *février*. — Les douleurs de la hanche et du genou ont un peu diminué. Salicylate, 6 grammes.

22 *février*. — Les douleurs du genou et de la hanche deviennent excessivement vives. La rotation en dehors du membre inférieur, devient très-prononcée.

Tout mouvement est aboli dans les deux jointures. Fièvre, inappétence.

On continue le salicylate, larges cataplasmes laudanisés.

27 *février*. — Grande diminution des douleurs du genou et de la hanche. On peut imprimer de légers mouvements au membre inférieur. L'état général s'améliore. On continue le salicylate et les cataplasmes.

3 *mars*. — Les douleurs articulaires, le gonflement du genou reprennent. Saillie douloureuse et rouge au niveau de la bourse séreuse prérotulienne droite. La rotation en dehors du membre inférieur a considérablement augmenté,

et la jambe se fléchit sur la cuisse. Amygdalite, nausées, bourdonnements d'oreilles, délire. Salicylate, 4 grammes.

5 *mars*. — On supprime le salicylate. Cinq pilules d'extrait thébaïque à un centigramme; cataplasmes. La rotation en dehors du membre inférieur, la flexion de la cuisse sur le tronc, de la jambe sur la cuisse sont excessives; la malade est véritablement en chien de fusil. Les douleurs sont plus vives que jamais, et le plus léger attouchement au niveau des parties atteintes, arrache des cris à la patiente. L'épanchement articulaire du genou est considérable. La malade maigrit et s'anémie.

7 *mars*. — Vésicatoires sur le genou et la région antérieure de l'aine.

9, 10, 12 *mars*. — Vésicatoires. L'état de la malade s'aggrave de plus en plus, et, le 14 mars, elle passe dans le service de chirurgie de M. Théophile Anger, où nous la revoyons dans le même état le 18 mars, où, après l'avoir endormie, on a placé le membre inférieur dans une gouttière de Bonnet. Pas d'adhérences.

Réflexions. — Cette observation se rapproche, sous beaucoup de rapports, de la précédente. Comme dans la précédente, la malade a des antécédents rhumatismaux, et paraît aussi lymphatique.

Comme dans la précédente, les phénomènes rhumatismaux ont été diffus, au début, pour se localiser ensuite sur le genou et la hanche, mais plus rapidement, d'ailleurs, que dans l'observation précédente.

Notons encore l'éruption érythémateuse, ressemblant complétement à celle que nous avons signalée dans l'observation II.

Quant au salicylate de soude, malgré son emploi prolongé et à hautes doses, son action a été nulle.

Y aura-t-il, comme dans le cas précédent, des adhérences dans les articulations? Nous ne pourrons être éclairés sur ce sujet que dans quelque temps.

OBSERVATION V (personnelle).

F... M..., cantonnier, entre, le 29 mars 1877, salle Saint-Jean-de-Dieu, à la Charité.

Homme d'apparence robuste. Rhumatisme articulaire aigu, portant surtout sur les genoux, les lombes, pendant sa captivité en Allemagne en 1870. Maux de tête fréquents et très-violents. Père rhumatisant.

En 1873, attaque d'apoplexie, à la suite de laquelle hémiplégie gauche, qui diminua peu à peu. En septembre 1874, *première blennorrhagie* légère, guérie complétement en trois semaines sans autre accident.

Première attaque. — Complétement guéri de sa chaude-pisse, il est atteint, en décembre 1874, d'un rhumatisme au genou droit, pour lequel il demeure quelques semaines à l'Hôtel-Dieu, dans le service de M. G. de Mussy.

En 1875, lumbago qui le fit souffrir longtemps.

Deuxième attaque. — Le 26 décembre 1875, *deuxième blennorrhagie intense*. Quelques jours après son début, douleurs dans le pied gauche. Il entre à Beaujon; au bout de quelques jours, la douleur quitte le pied pour se porter sur le genou gauche, qui se gonfle notablement. Le malade quitte l'hôpital à peu près guéri, reprend son métier. Au bout de peu de temps, à la suite d'un des refroidissements nombreux auxquels l'expose son métier, les mêmes accidents reprennent, et il est obligé d'entrer à la Charité.

Etat actuel. — Les douleurs du genou gauche sont vives, et, néanmoins, le genou n'est ni gonflé ni rouge; l'ancienne hémiplégie n'a laissé de traces que dans la jambe gauche, qui a un peu diminué de volume. L'articulation tibio-tarsienne gauche est gonflée, rose, très-douloureuse, surtout au niveau du sommet des malléoles et en arrière d'elles.

Peu de fièvre. Cœur, léger souffle à la pointe.

Vésicatoires répétés, teinture d'iode.

Le 28 avril, le malade quitte l'hôpital. Le pied est encore le siége de douleurs, mais beaucoup moindres. Plus de douleurs dans le genou.

Que notons-nous dans cette observation qui se rapproche beaucoup de la première?

Les antécédents rhumatismaux du sujet.

L'apparition d'une première blennorrhagie sans rhumatisme, puis d'une attaque de rhumatisme sans blennorrhagie.

Enfin, une deuxième blennorrhagie vient donner un nouveau coup de fouet à la diathèse rhumatismale. Notons encore l'influence du froid.

OBSERVATION VI (personnelle).

J... C..., âgé de 27 ans, boulanger, entre le 12 juillet 1877, salle Saint-Jean-de-Dieu, à la Charité. Beaucoup de gourmes dans la tête jusqu'à l'âge de 9 ans; il y a six ans, *première blennorrhagie* guérie complètement sans autres phénomènes. Il y a quatre ans, urticaire, entre à l'Hôtel-Dieu quinze jours.

Depuis, parfaitement bien portant, et jamais il n'aurait ressenti de douleurs rhumatismales. Sa mère a eu des éruptions herpétiques traitées par l'arsenic, elle serait atteinte de rhumatisme chronique aux mains et aux pieds.

Il y a vingt-cinq jours, *deuxième blennorrhagie* qui dure encore. Depuis quinze jours, douleurs à la face interne des genoux, lumbago, l'annulaire de la main droite se gonfle et devient douloureux. Bientôt la face inférieure des talons et la partie antérieure de la plante des pieds se prennent à leur tour et rendent a marche impossible.

Etat actuel. — Le doigt annulaire de la main droite est un peu augmenté de volume dans toute son étendue; au niveau de son articulation métacarpo-phalangienne, rougeur et gonflement plus prononcés, qui suivent aussi le trajet du fléchisseur. Douleur et léger gonflement aux genoux, au niveau de la patte d'oie et au niveau de l'extrémité péronéale supérieure. Douleurs sous la plante du pied gauche au niveau de l'articulation métatarso-phalangienne du petit orteil et au niveau de l'attache du tendon d'Achille. Le malade ne marche qu'avec des béquilles.

Les autres organes paraissent sains. Salicylate de soude, 6 grammes.

Léger amendement pendant quelques jours.

30 *juillet.* — Les douleurs reprennent avec la même persistance qu'avant.

Salicylate, 10 grammes.

Malgré la persistance de l'emploi du salicylate à hautes doses, amenant des nausées, bourdonnements d'oreilles, céphalalgie, etc., les douleurs ne s'amendent nullement, celles de l'annulaire paraissent même augmenter, et le 21 août, le malade quitte l'hôpital dans le même état.

Nous remarquons dans cette observation:

Que les antécédents rhumatismaux personnels sont douteux, que par contre les antécédents rhumatismaux héréditaires existent.

Que le malade est lymphatique, ce qui a pu jouer un rôle dans la chronicité de son affection.

Que l'influence du salicylate de soude, employé longtemps et à hautes doses, a été nulle.

Observation VII (personnelle).

J... Ch..., entre le 22 novembre 1877, salle Saint-Jean-de-Dieu, à la Charité. Il est âgé de 20 ans et ouvrier typographe. Dans son jeune âge il eut beaucoup de gourmes dans la tête et des glandes au cou (non suppurées.)

Pas d'antécédents rhumatismaux, personnels ou héréditaires?

Il y a six mois, *première blennorrhagie* peu intense, mais dont l'écoulement n'a cessé qu'il y a quelques jours. Il y a quinze jours, il est pris de douleurs vives le long de l'extenseur du pouce de la main droite avec gonflement et rougeur légère le long du tendon. Bientôt le dos de la main droite se gonfle et devient douloureux. Ces douleurs de la main droite diminuèrent, et huit jours après il fut pris de douleurs vives dans le poignet gauche.

Etat actuel. — Jeune homme pâle, amaigri, un peu bouffi de figure, d'aspect lymphatique, à peau fine, blanche et couverte de moiteur.

Le pouce de la *main droite* est le siége d'un gonflement assez notable avec rougeur, suivant le trajet de l'extenseur, depuis le poignet; gonflement plus prononcé au niveau de l'articulation métacarpo-phalangienne du pouce, qui est très-douloureux.

La *main gauche* à ses faces dorsale et palmaire, est le siége d'un gonflement notable, chaud, un peu rosé, s'étendant depuis la racine des doigts jusqu'à cinq centimètres au-dessus du poignet qui est arrondi et considérablement tuméfié.

La main et les doigts sont étendus et le malade ne peut imprimer aucun mouvement à sa main. La moindre pression au niveau du poignet et de la face dorsale de la main lui cause d'atroces douleurs.

Inappétence, fièvre légère, état saburral.

Tous les autres organes paraissent sains. Salicylate de soude, 6 grammes.

30 *novembre.* — Même état, on supprime le salicylate, sulfate de quinine, 1 gramme.

4 *décembre.* — La main droite est presque complétement guérie.

8 sangsues sur le poignet gauche.

Le 25 *décembre*, jour où nous perdons le malade de vue, il se trouve encore presque aussi frappé qu'au début.

Réflexions. — Les antécédents rhumatismaux n'ont pu être trouvés chez ce sujet ; par contre il est très-lymphatique.

Le salicylate de soude a eu une influence nulle sur cette synovite, dont les symptômes ressemblent, à s'y méprendre, à ceux d'une synovite rhumatismale simple que nous publierons.

OBSERVATION VIII (personnelle).

L. B..., garçon marchand de vins, âgé de 22 ans, entre le 1er novembre 1877 à la Charité, salle Saint-Jean-de-Dieu. Gourmes et ophthalmie double, engorgements ganglionnaires non suppurés, dans son enfance.

Plus tard, fréquemment douleurs vagues dans les deux genoux, torticolis, amygdalites. En 1870, lumbago qui lui fait garder le lit un mois.

En 1876, *première blennorrhagie* intense, sans complications.

En février 1877, *deuxième blennorrhagie* et hydarthrose du genou gauche.

En octobre 1877, *troisième blennorrhagie* peu intense ; huit jours après, lumbago, puis douleurs dans le coude droit, les extenseurs des doigts, et en particulier l'extenseur du petit doigt à droite, le cou-de-pied gauche deviennent très-douloureux.

Etat actuel. — Jeune homme assez robuste, mais anémié. Peau fine, blanche, moite.

Le coude droit est douloureux, surtout au niveau de l'attache olécrânienne du triceps.

Léger gonflement, teinte un peu rosée, vive douleur à la face dorsale de la main droite, en particulier le long de l'extenseur du petit doigt et aussi au niveau du pisiforme. Mêmes phénomènes au niveau de l'articulation tibio-tarsienne, surtout le long des extenseurs et derrière les malléoles. Douleur au niveau de l'attache calcanéenne du tendon d'Achille.

Le genou gauche, légèrement gonflé, est un peu douloureux.

L'écoulement, incolore, persiste.

Salicylate de soude, 6 grammes.

4 novembre.— Nausées, coliques, bourdonnements d'oreilles. Salicylate, 8 grammes.

10 *novembre.* — Les douleurs de la main et du coude ont beaucoup diminué.

14 *novembre.* — Les douleurs augmentent, surtout dans l'articulation tibio-tarsienne et le genou, malgré la continuation du salicylate.

15 *novembre.* Le malade part pour Vincennes.

Réflexions. — Le sujet est manifestement rhumatisant, de plus, il est lymphatique.

Le salicylate de soude paraît avoir eu dans ce cas une action légère au début, action qui n'a pas tardé à devenir presque nulle.

OBSERVATION IX (personnelle).

J. M. Ler..., homme de lettres, âgé de 44 ans, entre le 16 décembre 1877 à la Charité, salle Saint-Jean-de-Dieu.

Rien à noter dans son enfance. Plus tard. douleurs vagues dans les jointures, torticolis. A 22 ans, eczéma sec, généralisé durant trois mois. Depuis, il est devenu dyspeptique et les douleurs musculaires et articulaires vagues sont devenues plus fréquentes. Père, mère, frère, morts phymateux.

En décembre dernier, *blennorrhagie* peu intense et, huit jours après, douleurs dans le pied droit, puis dans les masses musculaires de la cuisse droite et le genou droit, et enfin dans l'articulation tibio-tarsienne et le genou à gauche.

État actuel.—Homme anémié, maigre, usé. Il ne marche qu'avec une grande difficulté. Douleurs vives avec léger gonflement au niveau de l'articulation métatarso-phalangienne du gros orteil, de l'attache du tendon d'Achille, de la réflexion des péroniers latéraux derrière la malléole externe, de l'attache du biceps crural à la tête du péroné, le tout à droite et à gauche. Douleurs dans les muscles des cuisses. Salicylate de soude, 6 grammes.

20 *décembre.* — Bourdonnements d'oreilles, nausées, céphalalgie. Les douleurs ne sont aucunement diminuées. Douleurs vagues dans le poignet gauche.

29 *décembre.* — Le malade quitte l'hôpital dans le même état.

Réflexions. — Le malade est manifestement rhumatisant, de plus, il a des antécédents tuberculeux.

Les phénomènes rhumatismaux ont été très-diffus.

Le salicylate de soude n'a eu aucune action sur les phénomènes rhumatismaux.

OBSERVATION X. — *Arthrite cervicale d'origine blennorrhagique. — Pachyméningite.*

(Cette observation m'a été donnée par mon si regretté cousin Justin Dave, avec l'autorisation bienveillante de M. Maurice Raynaud.)

Lit... A..., journalier, âgé de 23 ans, entre le 9 mai 1876 à l'hôpital Lariboisière, salle Saint-Landry, service de M. Raynaud.

D'une bonne santé habituelle, il n'a jamais eu avant l'affection actuelle, d'autre maladie qu'un engorgement ganglionnaire au cou, vers l'âge de 12 ans, engorgement qui dura deux ans, et finit par céder devant un usage prolongé de l'huile de foie de morue, sans aboutir à la suppuration. Les autres antécédents sont négatifs et tous les autres organes paraissent en bon état.

Quelques uréthrites incolores n'ayant pas été précédées de rapports sexuels vers l'âge de 17 à 20 ans.

Il y a quinze jours, quelques semaines après un coït suspect, il est atteint d'une blennorrhagie peu intense et presque indolente. Le mardi 2 mai, il reçoit un courant d'air froid dans le dos et le jour même les mouvements du cou deviennent impossibles.

Dans la même semaine, douleurs au cou-de-pied gauche qui disparaissent au bout de deux jours. Le 7 mai, le poignet et la main à droite, le genou gauche se prennent.

Etat actuel. — Ecoulement uréthral blanchâtre, purulent, peu abondant, peu douloureux.

Cou. — Les mouvements de rotation et de flexion de la tête sont impossibles. Quand le malade veut se plier en avant, regarder à droite ou à gauche, il est forcé d'exécuter des mouvements de flexion ou de rotation de la totalité du tronc, auxquels la région cervicale prend le moins de part possible ; encore amènent-ils une douleur très-vive. Cette douleur siége au niveau des apophyses épineuses cervicales, et la pression l'éveille d'une façon intense ; pas de gonflement appréciable.

Genou gauche. — La douleur paraît surtout localisée au niveau de l'articulation tibio-péronière supérieure.

Poignet droit. — Le poignet et la face dorsale de la main sont gonflés, et il est facile de voir que l'affection réside surtout dans les gaînes tendineuses des muscles extenseurs.

Vésicatoire sur le poignet, repos, extrait d'opium, 0,05. Les accidents rhumatismanx cessent bientôt, sauf au cou.

28 *mai.* — L'arthrite cervicale persistant, douze pointes de feu le long de la nuque du malade.

La douleur cède, mais les mouvements restent impossibles; le malade va et vient dans la salle.

Le 12 juin, à la visite du matin on remarque les phénomènes suivants : en faisant étendre les *mains* au malade, les doigts médius et annulaire de la main droite restent fléchis sur la paume de la main, l'extension des autres doigts se faisant bien. Ces deux doigts ne peuvent être étendus à la volonté du malade, et vient-on à les étendre, ils reprennent leur position primitive, dès qu'on les abandonne à eux-mêmes.

L'attitude de la main rappelle celle des saturnins. A la vue, on constate une atrophie des espaces intermétacarpiens, le premier interosseux dorsal surtout, paraît amaigri, ainsi que les muscles de l'éminence thénar.

L'avant-bras est diminué de volume, surtout à sa partie supérieure, il en est de même du bras et jusqu'à un certain point de l'épaule (région deltoïdienne).

La mensuration donne les chiffres suivants pour deux circonférences du membre supérieur des deux côtés (le malade n'est pas gaucher) :

	Côté droit.	Gauche.
Partie supérieure de l'avant-bras	22,5	24
Partie moyenne du bras......	21,5	23,5

L'épaule droite paraît abaissée, sans qu'il y ait une notable atrophie du trapèze, les muscles, dont la simple vue constate l'atrophie, sont le biceps et les extenseurs des doigts. Du reste, la force musculaire n'est pas diminuée.

L'excitation électrique n'excite pas, ou très-peu, les muscles de l'avant-bras, et pendant l'exploration, les deux rhéophores étant appliqués sur le radial dans la gouttière de torsion, les doigts fléchis ne s'étendent pas davantage. La sensibilité est intacte. On faradise les muscles atrophiés tous les jours, sans grands résultats.

3 *juillet.* — L'atrophie musculaire n'a pas varié, les circonférences sont les mêmes, les muscles sont toujours peu ou point excitables. Les mouvements du cou sont toujours nuls, le malade s'habitue à des mouvements de compensation qui se passent dans les vertèbres dorso lombaires.

Il part pour Vincennes dans le même état.

Réflexions. — D'après le diagnostic de M. Raynaud, nous avons eu affaire ici à une arthrite cervicale d'origine blennorrhagique, et selon

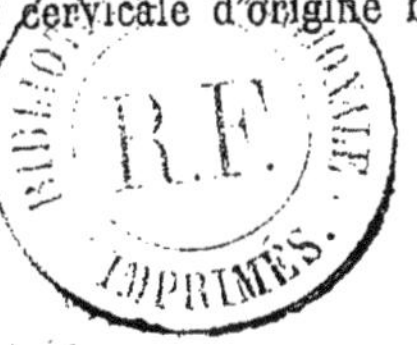

toute probabilité, à une pachyméningite consécutive. C'est, pensons-nous, le seul cas publié de localisation du rhumatisme blennorrhagique sur les articulations des vertèbres cervicales. C'est, de plus, le seul cas de pachyméningite dont, malgré nos recherches, nous ayons connaissance. Les antécédents rhumatismaux paraissent manquer chez ce malade, toutefois, le froid paraît avoir joué un certain rôle dans son affection ; de plus, quelle était la nature des uréthrites non précédées de rapports sexuels qu'il a eues ? enfin, le sujet est manifestement lymphatique.

Voici enfin quatre observations que nous devons à l'obligeance de M. Dauvé, chirurgien principal à l'hôpital militaire du Gros-Caillou. M. Dauvé regrette n'avoir pu nous en fournir davantage, quoiqu'il ait vu un nombre considérable de rhumatismes blennorrhagiques, pendant sa longue pratique. Il nous affirmait que presque toujours il a pu rencontrer des antécédents rhumatismaux personnels ou héréditaires chez ses malades.

Observation XI.

A... (Louis), 2e régiment d'infanterie de marine, malade depuis trois jours, entre au Gros-Caillou le 20 février 1876. Blennorrhagie depuis deux mois, écoulement léger. Arthrite de l'articulation sterno-claviculaire gauche.

Constitution rhumatismale ; douleurs fréquentes aux épaules et aux genoux, le 9 mars violente attaque d'angine herpétique, qui dure jusqu'au 19.

Vésicatoires morphinés, teinture d'iode, Iodure de potassium et teinture de colchique jusqu'au 6 avril, jour de la guérison et sortie de l'hôpital.

Observation XII.

G... J..., du 46e de ligne, entre à l'hôpital le 14 septembre 1876.

Blennorrhagie depuis quinze jours. Constitution robuste, tempérament sanguin. A eu souvent des douleurs rhumatismales.

Arthrite violente du genou droit. Liniment camphré ; toile gommée, puis vésicatoires morphinés, puis immolisation pendant quinze jours. Sort guéri en novembre 1876.

Observation XIII.

Esper..., 25 ans, infirmier militaire, entre à l'hôpital le 26 juin 1876, pour une arthrite blennorrhagique du genou gauche, arthrite intense avec épanchement notable.

Chaude-pisse légère depuis quinze jours. Constitution robuste et sanguine. A souvent de violentes migraines et des éruptions herpétiques au prépuce et aux lèvres. Vésicatoires répétés, immobilisation, iodure de potassium. Guérison le 8 octobre et sortie de l'hôpital.

Observation XIV.

X..., âgé de 30 ans, pléthorique et atteint déjà de nombreuses manifestations rhumatismales, est atteint au bout d'un mois d'une blennorrhagie très-bien soignée, d'arthrite des articulations métacarpo-trapézienne et métacarpo-phalangiennes de la main gauche. Les douleurs étaient extrêmement aiguës et revenaient souvent, comme les douleurs de la goutte. La guérison se fit attendre près de trois mois. Depuis cette époque, remontant à plusieurs années, de nouvelles manifestations rhumatismales, indépendantes de toute blennorrhagie, parmi lesquelles un rhumatisme articulaire aigu, intense, se sont déclarées.

Réflexions. — Dans ces quatre observations, les sujets des observations 11, 12 et 14, sont manifestement rhumatisants. Quant au malade de l'observation 13, s'il n'a pas présenté avant sa blennorrhagie de manifestations articulaires, il a offert des phénomènes qui paraissent autoriser à le considérer comme arthritique.

Conclusions. — De nos observations, nous nous croyons autorisés à conclure que :

1° Des antécédents rhumatismaux manifestes se rencontrent presque toujours chez les sujets atteints de rhumatisme blennorrhagique. Seuls sur nos 14 observations les numéros 7, 10, 13, paraissent faire exception. Mais, dans l'observation 13, les antécédents arthritiques sont très-probables (migraines, éruptions); et le jeune âge des sujets des observations 7 et 10 (20 et 23 ans), permettrait de présumer que peut-être ils présenteront plus tard des manifestations de leur diathèse. Notons que d'ailleurs ils sont lymphatiques et que le rhumatisme et le lymphatisme ne s'excluent pas, au contraire, comme le remarque M. le professeur Peter.

Nous voyons donc que nos observations concordent avec la statisque de MM. G. de Mussy et Peter, que la chaude-pisse réveille en quelque sorte la diathèse rhumatismale endormie pour constituer l'individu rhumatisant, et le mener même parfois au rhumatisme chronique. (Observations 1, 2, 5, 9).

2° Le lymphatisme se rencontre assez souvent chez les malades et semble parfois jouer un rôle dans la fixité des manifestations articulaires, (observations 3, 4, 7, 8, 10).

3° L'on ne peut nier l'influence du froid comme cause efficiente (observation 1) ou comme cause adjuvante, (observations 2, 5, 10).

4° Il ne semble pas y avoir de rapports entre l'acuité de la blennorrhagie et l'acuité des manifestations rhumatismales comme le pense Fourestié. On pourrait toutefois faire exception en faveur des observations 3 et 4.

5° La loi de Brandes n'est pas absolue comme on l'a prétendu. Ne voyons-nous pas en effet :

(*a*) Le rhumatisme développé sous l'influence d'une blennorrhagie ne pas se renouveler inévitablement avec une nouvelle blennorrhagie. (Observation 1 dont il faut rapprocher les deux observations de Chevalier);

(*b*) Un individu déjà atteint de rhumatisme à la suite d'une chaude-pisse, être pris d'accidents rhumatismaux semblables, et même d'accidents considérés comme caractérisant le rhumatisme blennorrhagique, (ophthalmie, observation 1), sans intervention de cette cause spéciale. (Observations 1, 5, et les deux observations de Chevalier).

6° Dans certains cas, les phénomènes rhumatismaux présentent un caractère de diffusion et d'acuité, avec fièvre, sueurs etc, pouvant faire croire à l'apparition d'un rhumatisme aigu franc, pour éprouver une délitescence rapide et se localiser ensuite. (Observations 3 et 4).

7° Le salicylate de soude a, sur le rhumatisme blennorrhagique, une action nulle. Dans deux cas seulement (observations 2 et 8) il a paru amender légèrement les symptômes au début; mais plus tard, malgré son emploi prolongé et à hautes doses, le rhumatisme a repris sa première intensité; bien plus, dans certains cas il a augmenté.

Dans aucun cas le salicylate de soude n'a eu chez les sujets un effet favorable de quelques jours de durée seulement; et, s'il a eu une action quelconque, c'est de donner aux malades des nausées, de la céphalalgie, des bourdonnements d'oreilles.

Par contre, le traitement local, surtout le traitement local énergique, a paru dans plusieurs cas produire de bons résultats.

Parmi les manifestations locales intéressantes du rhumatisme blennorrhagique dans nos observations, nous citerons l'arthrite cervicale, (cas unique croyons-nous,) avec pachyméningite consécutive (seule observation publiée de pachyméningite à la suite du rhumatisme blennorrhagique); les deux cas d'érythème paraissant très-probablement de nature rhumatismale ; la localisation fréquente du rhumatisme dans l'articulation métatarso-phalangienne du gros-orteil et sa tendance fréquente, dans ce cas, à la chronicité; la localisation dans la bourse séreuse du pisiforme; dans l'articulation trapezo-métacarpienne du pouce (cas fréquent pour M. Dauvé) ; le cas de sciatique double.

Nous avons rencontré un cas de cette ophthalmie dite du rhumatisme blennorrhagique, mais elle est survenue dans l'intervalle de deux blennorrhagies, et complétement en dehors de toute influence uréthrale.

DEUXIÈME PARTIE

PARALLÈLE DU RHUMATISME SUBAIGU ET DU RHUMATISME BLENNORRHAGIQUE

Les observations suivantes de *rhumatisme subaigu*, prises par nous dans le service de M. Vulpian peuvent être rapprochées des observations de rhumatisme blennorrhagique que nous avons recueillies dans le même service.

Leur ressemblance avec ces observations est telle, que nous regrettons ne pas avoir publié parallèlement et en même temps nos observations de rhumatisme blennorrhagique et de rhumatisme subaigu recueillies dans le service de M. Vulpian. Elles ont en effet entre elles une telle analogie qu'on pourrait pour ainsi dire les superposer.

Observation I (personnelle).

V... M.., âgée de 26 ans, entre le 5 juillet 1877, salle Sainte-Madeleine à la Charité. Bien réglée depuis l'âge de 14 ans. De 15 à 24 ans, dartres rouges, furfuracées et lui causant de vives démangeaisons.

Il y a trois ans, elle fut prise aux deux genoux, aux deux articulations tibio-tarsiennes, aux articulations métatarso-phalangiennes des gros orteils, sous les talons, de douleurs vives qui la tinrent un mois au lit ; ces douleurs persistèrent depuis au niveau des articulations métatarso-phalangiennes des gros orteils et sous les talons, lui occasionnant une gêne assez notable.

Il y a treize jours, l'articulation métatarso-phalangienne du gros orteil, puis l'articulation tibio-tarsienne se prennent à gauche ; quelques jours après, les articulations correspondantes du côté droit se prennent à leur tour.

Etat actuel. — Femme d'apparence robuste, la surface cutanée est légèrement moite. Pas ou à peine de fièvre. Urine pâle, légère anorexie. Les articulations métatarso-phalangiennes des gros orteils à droite et à gauche sont un peu gonflées, roses et douloureuses. Douleur à ce niveau, le long du trajet de l'extenseur du gros orteil.

Gonflement douloureux du dos du pied et du cou-de-pied. Douleurs vives sous les talons. Douleurs et léger gonflement aux genoux au niveau de la patte-d'oie.

Le cœur et les autres viscères paraissent sains. La malade est anémiée et tourmentée par des névralgies intercostales.

Salicylate de soude 6 grammes.

27 *juillet.* — Nausées, bourdonnements d'oreilles, céphalalgie. Les douleurs des genoux et des articulations tibio-tarsiennes ont un peu diminué.

29 *juillet.* — Embarras gastrique fébrile. On supprime le salicylate.

4 *août.* — Plus d'embarras gastrique.

21 *août.* — La malade quitte l'hôpital à peine soulagée. Les douleurs des genoux et des articulations tibio-tarsiennes sont beaucoup moindres, il est vrai, mais les douleurs au niveau des articulations métatarso-phalangiennes des gros orteils persistent ; les tissus péri-articulaires de ces articulations sont empâtés, on perçoit quelques légers frottements et les gros orteils se dévient légèrement en dehors. Les douleurs au niveau des talons persistent.

Réflexions. — Cette observation offre la plus grande analogie avec les observations I et II du du rhumatisme blennorrhagique. Comme dans celles-ci, on voit le rhumatisme frapper surtout, et avec des caractères identiques, les articulations métatarso-phalangiennes des gros orteils, les bourses séreuses calcanéennes.

Ici encore, dès la première attaque, l'affection présente un remarquable degré de fixité. Une deuxième attaque tend à mener la malade au rhumatisme chronique avec déformation des orteils, comme dans les observations I et II.

Comme dans ces observations, les phénomènes généraux ont été presque nuls : fièvre légère, peu de sueurs, urines claires, etc.

Enfin, comme dans les observations précitées, le salicylate de soude employé à hautes doses, et pendant longtemps, a eu une action pour ainsi dire nulle.

Observation II (personnelle).

F. Lar.., âgé de 18 ans, entre le 25 octobre 1877 salle Saint-Jean-de-Dieu à la Charité.

Pas d'antécédents héréditaires. Glandes non suppurées au cou, éruptions d'eczéma sec, quelques manifestations rhumatismales légères, dans son enfance. Il y a trois ans, première attaque de rhumatisme portant sur les articulations tibio-tarsiennes. L'an dernier, deuxième attaque consistant cette fois en un rhumatisme articulaire aigu généralisé, avec phénomènes cardiaques.

Il y a un mois, les deux articulations tibio-tarsiennes se prennent de nouveau ; peu de fièvre, peu de sueurs. Il entre à Lariboisière, en sort un peu amélioré, puis, les douleurs augmentant, il entre à la Charité.

Etat actuel. — Jeune homme gros, petit, pâle, lymphatique.

Peu de fièvre et de sueurs, l'appétit est bon, urines claires.

Les articulations tibio-tarsiennes des deux côtés sont douloureuses et gonflées, surtout à gauche, où l'on constate un gonflement très-net et fluctuant au-dessous et en avant de la malléole externe et au niveau de la réflexion des péroniers. Douleur vive et légère rougeur en ce point.

Le genou gauche est gonflé, douloureux, surtout au niveau de la tête du péroné.

Cœur, souffle doux au premier temps et à la pointe. Les autres organes paraissent sains.

Salicylate de soude 6 grammes puis 8 grammes.

30 *octobre.* — Légère diminution des douleurs et surtout du gonflement.

Nausées, vomissements, bourdonnements d'oreilles, céphalalgie.

10 *novembre.* — Le gonflement des jointures a presque complétement disparu, mais les douleurs persistent. Quelques craquements dans l'articulation tibio-tarsienne et le genou gauche. Nausées, vertiges, bourdonnements d'oreilles, etc. Salicylate de soude 6 grammes.

14 *fevrier.* — Même état, on supprime le salicylate. Le malade s'anémie beaucoup.

19 *février.* — Le malade quitte l'hôpital. La douleur et quelques légers craquements persistent dans l'articulation tibio-tarsienne et le genou à gauche.

Réflexions. — Cette observation se rapproche complétement de l'observation V du rhumatisme blennorrhagique. Elle n'en diffère ni par le siége, ni par les symptômes locaux et généraux, ni par la marche lente et fixe, ni par la terminaison avec craquements et tendance à la chronicité.

Notons encore l'influence nulle pour ne pas dire nuisible du salicylate de soude.

Observation III (personnelle).

Ga..., cuisinier, âgé de 44 ans, entre le 2 août 1877, à la Charité, salle Saint-Jean-de-Dieu.

Rien de spécial comme antécédents héréditaires ou personnels, sauf une sciatique en 1871 et une chaude-pisse il y a deux ans.

Il y a sept semaines, il est pris de douleurs dans les deux articulations tibio-tarsiennes, avec gonflement et rougeur légère. Cet état persistant, il entre à la Charité.

Etat actuel. — Homme d'apparence robuste, mais anémié. Les deux articulations sont le siége d'un gonflement avec rougeur peu intense. Elles sont assez douloureuses, surtout au niveau des ligaments latéraux internes et externes.

Le genou droit est douloureux surtout au niveau de la tête du péroné et dans le creux poplité.

Douleur le long du trajet du sciatique droit. Tous les organes semblent sains.

Salicylate de soude 6 grammes.

5 *août.* — Bourdonnements d'oreilles. Le gonflement des jointures diminue un peu.

19 *août.* — Les douleurs des articulations tibio-tarsiennes persistent, a peine amendées, les tissus péri-articulaires sont empâtés. Le malade quitte l'hôpital.

Réflexions. — Cette observation se rapproche beaucoup de la précédente et par conséquent de l'observation V du rhumatisme blennorrhagique.

Ici encore, l'action du salicylate de soude a été nulle.

OBSERVATION IV (personnelle).

A. V..., âgé de 40 ans, entre à la Charité, salle Saint-Jean-de-Dieu, le 12 juillet 1877.

Rien à noter comme antécédents personnels, sauf une chaude-pisse il y a un an, d'ailleurs rapidement guérie sans accident. Son père est très-rhumatisant. Il y a 8 jours, il est pris de douleurs dans les deux genoux, surtout au niveau de la patte-d'oie. Les deux talons, à leur face plantaire, le bord externe du pied, particulièrement au niveau de l'articulation métatarso-phalangienne du petit orteil, l'articulation métatarso-phalangienne du gros orteil, deviennent le siége de douleurs assez vives. En même temps, torticolis. Puis apparaissent quelques douleurs au niveau des poignets, de vives douleurs dans les mains, le long de leur bord interne, et surtout au niveau des pisiformes et des articulations métacarpo-phalangiennes du pouce et du petit doigt.

Etat actuel. — Homme d'apparence robuste, mais anémié.

Les parties précitées ne sont ni gonflées ni rouges, mais elles sont douloureuses. Craquements très-nets aux genoux.

Ni fièvre, ni sueurs, urine claire. Tous les viscères paraissent sains. Salicylate de soude, 6 grammes, huit jours après, 8 grammes.

24 juillet. — Les douleurs se localisent au niveau des pisiformes et le long du bord interne de la main, au niveau des talons et du bord interne du pied. Les douleurs des genoux ont presque complétement disparu, mais on perçoit toujours des craquements.

Nausées, bourdonnements d'oreilles, céphalalgie.

1er août. — Les bourdonnements d'oreilles, etc., augmentent.

Le douleurs du pied et de la main persistent. On supprime le salicylate.

8 août. — Le malade part pour Vincennes, dans le même état. Les douleurs palmaires ont toutefois diminué.

Réflexions. — Cette observation se rapproche complétement de notre observation VI du rhumatisme blennorrhagique.

Ici encore l'action du salicylate de soude a été nulle.

OBSERVATION V (due à l'obligeance de mon excellent collègue et ami Duplaix).

Ch. M. L., lingère, âgée de 28 ans, entre à la Charité, salle Sainte-Madeleine, le 1er mars 1877.

Rien de particulier comme antécédents personnels ou héréditaires.

Quelques jours avant son entrée, le poignet droit est devenu douloureux, puis gonflé et rosé.

Etat actuel. — Femme assez maigre, anémiée; peu ou pas de fièvre, sueurs très-légères, urines claires.

La main et le poignet gauche, à leur face dorsale et palmaire, sont le siége d'un gonflement notable, chaud, un peu rosé, s'étendant depuis la racine des doigts jusqu'à quelques centimètres au-dessus du poignet. Une rougeur plus marquée suit la face externe de la partie inférieure de l'avant-bras, descend le long de la gaîne des radiaux et de l'extenseur du pouce. La main et les doigts sont étendus et le moindre mouvement des doigts ou de la main, comme la moindre pression au niveau des parties atteintes occasionnent de vives douleurs à la malade. La douleur est surtout vive à la face dorsale du poignet et de la main, le long des extenseurs.

L'examen des doigts ne montre pas la moindre trace d'écorchure, du reste la malade déclare ne pas s'être blessée.

Tous les autres organes paraissent sains.

Cataplasmes, puis sangsues.

12 mars. — Légère diminution des phénomènes inflammatoires du poignet gauche. Le cou-de-pied gauche se gonfle et devient assez douloureux.

15 mars. Recrudescence des phénomènes au poignet gauche. Sangsues, cataplasmes.

3 avril. — Le poignet droit se gonfle et devient douloureux, les douleurs, etc., persistent au niveau du poignet gauche et du cou-de-pied. En même temps apparaît une anesthésie complète des doigts de la main gauche et surtout du pouce. La malade est complétement insensible au toucher, à la douleur, à la température. Cette anesthésie remonte un peu sur le dos de la main et sur le poignet. A droite elle existe, mais beaucoup moins marquée.

13 avril. — Amélioration notable. Disparition de l'anesthésie.

22 avril. — La malade quitte l'hôpital presque complétement guérie. Toutefois, il y a encore un peu de gêne dans les mouvements de la main et des doigts, à gauche.

Réflexions. — Cette observation ressemble, à s'y méprendre, à notre observation VII de rhumatisme blennorrhagique.

Notons, quoique ce soit en dehors de notre sujet, l'anesthésie survenue d'une façon si curieuse.

Observation VI. — (Due à l'obligeance de mon ami Bonnot.)

J. Ter..., âgé de 15 ans, entre le 14 décembre 1877 à la Charité, salle Saint-Jean-de-Dieu.

Abcès froids à l'aine, glandes non suppurées au cou, maux d'yeux. Sœur rhumatisante? et atteinte d'écrouelles.

Le 8 décembre, à la suite d'un refroidissement, il est pris de douleurs dans les articulations tibio-tarsienne et radio-carpienne gauches. Le lendemain les articulations tibio-tarsienne et radio-carpienne droites se prennent.

Etat actuel. — Jeune homme pâle, chétif, lymphatique. Peu de fièvre, pas de sueurs, urine claire.

L'articulation tibio-tarsienne droite est fort douloureuse, gonflée, rose, surtout au-dessous de la malléole externe, le long des tendons des extenseurs et en particulier le long de l'extenseur du gros orteil.

Le poignet droit est gonflé, douloureux, surtout à sa face dorsale, le long des extenseurs.

Le poignet et le pied gauche sont légèrement gonflés et douloureux.

Cœur, bruit de souffle a premier temps et à la pointe.

Salicylate de soude, 6 grammes.

29 *décembre.* — Légère amélioration dans les phénomènes articulaires.

On supprime le salicylate.

5 *janvier.* — Le poignet et l'articulation tibio-tarsienne, à droite, sont toujours gonflés, un peu douloureux et empâtés. Nous perdons le malade de vue.

Réflexions. — Cette observation offre la plus grande analogie avec notre observation VIII du rhumatisme blennorrhagique.

Comme dans celle-ci, le salicylate de soude a eu une action presque nulle.

Observation VII (personnelle).

N..., âgé de 43 ans, garçon de recettes, entre le 2 août 1877, salle Saint-Jean-de-Dieu, à la Charité.

Les seuls antécédents du malade sont une sciatique gauche en 1877, et, en 1875, une blennorrhagie légère. Il se livre à de fréquents excès alcooliques.

Il y a trois semaines, à la suite d'un refroidissement prolongé, lumbago. Puis douleurs sous le talon droit, douleur et gonflement au niveau de l'articulation tibio-tarsienne droite, enfin, quelques jours après, le genou et l'articulation tibio-tarsienne à gauche deviennent douloureux.

Etat actuel. — Homme fatigué, d'aspect un peu cachectique.

La cheville et le cou-de-pied gauche sont le siége d'un gonflement assez considérable, gonflement en partie indépendant de l'inflammation, car il s'étend sur toute la jambe, jusqu'au genou ; la pression est surtout douloureuse au niveau de la réflexion des péroniers latéraux et de la malléole externe. Douleur au niveau de l'articulation métatarso-phalangienne du gros orteil droit.

Le genou gauche est douloureux au niveau du ligament latéral interne, de la patte-d'oie et de la tête du péroné.

Douleur au niveau de l'articulation tibio-tarsienne droite, surtout au niveau de la réflexion des péroniers.

Douleurs sous les deux talons, dans les muscles des masses sacro-lombaires et de la région antérieure des cuisses.

Pas de fièvre, ni de sueurs.

Léger souffle à la pointe du cœur et au premier temps.

Le malade urine beaucoup, et son urine contient un léger nuage d'albumine.

10 *août.* — Douleurs au niveau de l'apophyse styloïde du cinquième métatarsien à gauche.

5 *septembre*.—Le malade quitte l'hôpital. Tout gonflement a disparu dans les parties atteintes, mais les douleurs y persistent, à peine amendées.

Réflexions. — Cette observation se rapproche complétement de notre observation IX du rhumatisme blennorrhagique.

La comparaison précédente de nos observations de rhumatisme subaigu et de rhumatisme blennorrhagique, nous semble montrer l'analogie complète, l'identité parfaite même, qu'il y a entre ces deux affections.

Ne voit-on pas, en effet, chacune de nos observations de rhumatisme subaigu trouver dans nos observations de rhumatisme blennorrhagique son analogue, sa reproduction intégrale à tous les points de vue, sauf un, l'existence de la blennorrhagie.

Dans l'un, comme dans l'autre groupe, les *localisations* articulaires et abarticulaires ont été les mêmes, il y a eu une sorte d'élection apparente pour certaines parties (articulations métatarso-phalangiennes des gros orteils, articulation tibio-tarsienne et gaînes tendineuses périarticulaires, genou et bourse séreuse de la patte-d'oie, bourses séreuses calcanéennes, articulations métacarpo-phalangiennes ou trapézo-métacarpiennes du pouce, poignet et gaînes tendineuses périarticulaires, surtout celles du pouce, bourse séreuse du pisiforme, etc.)

Les *symptômes* locaux ont été identiques. Il en est de même des symptômes généraux (peu ou pas de fièvre, peu ou pas de sueurs, urines claires et non chargées d'urates).

Dans l'un comme dans l'autre groupe, l'affection a eu une *durée* longue, sa *marche* a été également lente, subaiguë, torpide, également fixe et tenace.

La *terminaison* a été la même, et, dans chacun de nos deux groupes, nous avons vu l'affection rhumatismale aboutir dans certains cas au rhumatisme chronique.

Quant au *traitement* par le salicylate de soude, même employé à hautes doses et d'une façon prolongée, il n'a pas eu plus d'action dans le rhumatisme subaigu que dans le rhumatisme blennorrhagique ; s'il a paru dans quelques cas rares agir pendant quelques jours en diminuant très-légèrement la douleur, son action n'a pas tardé à devenir nulle, malgré son emploi persistant. On peut dire en somme que l'influence du salicylate de soude est aussi nulle sur le rhumatisme subaigu que sur le rhumatisme blennorrhagique.

Quels sont donc les caractères qui puissent permettre de distinguer nos observations de rhumatisme subaigu et de rhumatisme blennorrhagique ? Quels sont les caractères spécifiques du rhumatisme blennorrhagique ?

Nous n'en trouvons pas, car ces deux groupes sont identiques. Que l'on prenne un sujet quelconque d'une des observations des deux groupes précédents, sur quoi pourra-t-on se fonder pour dire que le malade est atteint de rhumatisme blennorrhagique ou de rhumatisme subaigu, qu'il appartient au premier ou au deuxième groupe ? Sur l'état de l'urèthre seul, qui seul pourra trancher la question. Et encore l'existence d'une uréthrite ne sera-t-elle pas toujours suffisante pour poser le diagnostic : rhumatisme blennorrhagique. Il pourra en effet n'y avoir qu'une simple coïncidence, comme dans le fait suivant rapporté par Thierry, fait auquel on en pourrait joindre bien d'autres : « Un cocher entre à l'hôpital Saint-Antoine, atteint de blennorrhagie et d'hydarthrose présentant tous les caractères de l'hydarthrose blennorrhagique. On en fait aussitôt une hydarthrose blennorrhagique. Mais, plus tard, le cocher raconta que c'était à la suite d'un froid que l'hydarthrose s'était montrée et que la blennorrhagie lui était postérieure. »

CONCLUSIONS GÉNÉRALES.

De l'étude de nos observations tant de rhumatisme blennorrhagique que de rhumatisme subaigu nous croyons pouvoir conclure légitimement que :

1° Le rhumatisme blennorrhagique se rencontre presque toujours chez des sujets présentant des antécédents rhumatismaux.

2° Le rhumatisme blennorrhagique et le rhumatisme subaigu ne diffèrent en rien, ni comme siége, ni comme symptômes, ni comme marche, durée, terminaison. Seul, l'état de l'urèthre peut, le plus souvent, permettre de poser le diagnostic : rhumatisme blennorrhagique.

3° Le traitement par le salicylate de soude n'a pas plus d'influence sur le rhumatisme subaigu que sur le rhumatisme blennorrhagique.

VERSAILLES. — CERF ET FILS, IMPRIMEURS, RUE DUPLESSIS, 59

www.ingramcontent.com/pod-product-compliance
Ingram Content Group UK Ltd.
Pitfield, Milton Keynes, MK11 3LW, UK
UKHW021031220726
13924UKWH00001B/243

9 782019 941871